Pub

Dieta Alcalina: Una Guía Para Principiantes Para Sanar El Cuerpo Eléctrico Y Deliciosas Recetas Alcalinas Para Poner en Marcha Tu Dieta

ISBN 978-1-990120-87-9

TABLE OF CONTENTS

Introducción 1

Capítulo 1 3

Equilibrar El Nivel De Ph Para Sanar El Cuerpo 3

Capitulo 2 13

¿Por Qué Debemos Adoptar La Dieta Alcalina? 13

Capítulo 3 17

Síntomas De Tener Un Bajo Nivel Alcalino 17

Gachas De Mijo Con Jarabe De Arce: 24

Ensalada De Mango Y Arugula Con Aderezo De Comino26

Berenjenas Al Curry Con Champiñones.......................... 28

Gachas De Avena Fundidas Con Quinoa Y Vainilla Al Estilo Chai 30

Mezcla De Jugo De Remolacha..................................... 33

Panqueques De Banana 35

Batido De Limón Y Queso 37

Smoothie Delicioso Y Energético De Bayas Y Espinaca .. 39

Mousse De Chocolate Con Aguacate 41

Ensalada De Coliflor Y Col Rizada A La Cúrcuma 42

Ensalada De Falafel, Rábano Y Pepino En Aderezo De Hummus 45

Aros De Cebolla 49

¡Estofado Catalan Alcalino! 51

Sopa Caliente De Aguacate 53

Hamburguesas De Frijoles 55

Almuerzo: Burrito De Quinoa 58

Palitos De Vegetales Con Salsa De Guacamole 60

Calabazas Espagueti Rellenas De Quínoa: 62

Nueces Con Verduras Con Aderezo De Vinagreta 64

Magdalenas Veganas 65

¡Minestrones Abundante En Bondad! 67

Chocolateorridge 69

Sandía A La Parrilla 71

Ensalada De Cheeto 72

Quinoa Matutina De Avena 74

Chile 75

Rollos De Sushi Alcalinos Instantáneos: 78

Ensalada De Espinacas Y Almendras 81

Cereal De Quinua De Almendras 82

Patatas Fritas De Col Hechas En Casa 88

Mango Salsa 89

Ensalada De Quinoa Tailandesa 90

Col Rizada Con Ensalada De Quinoa Servida Con Aderezo De Vinagreta De Limón 92

Ensalada De Rúcula, Berros Y Menta: 94

Ensalada De Pollo Con Almendras 95

Combinaciones De Zanahorias Y Papas 97

Sopa Tom Yum Alcalina 99

Zumo (Jugo) De Toronja Y Pomelo 102

Gazpacho De Aguacate 103

Ensalada Vegetariana 104

Desayuno Guerrero Chía 106

Hummus Cremoso De Aguacate 108

Pasta Con Forma De Concha En Ensalada De Piñones . 111

Crostini Con Crema De Tomate 113

Chips De Linaza 115

Sopa Alcalina De Tomate Y Aguacate 117

Sopa De Tortilla 119

Batido De Melocotón Dulce 122

Patatas Dulces Con Mostaza Dijon 123

Garbanzos Asados 125

Chips De Plátano 127

Tortilla Suprema 128

Pimientos Rellenos De Huevo 130

Aderezo De Sésamo Asiático Y Fideos 133

Introducción

Una guía sobre la dieta alcalina te ayuda a saber cómo puedes mantenerte en forma y saludable como un beneficio adicional de hacer ejercicio o ir al gimnasio a diario.

Hay algunas recetas entre las que puedes elegir según tus deseos y gustos. Cada receta te informa sobre sus beneficios y sus contras si no sigues una dieta alcalina. Cuando discutimos la importancia de balancear nuestros niveles de pH, estas recetas nos ayudan a optar por el plan de dieta alcalina perfecto que es necesario para nuestro cuerpo.

Según investigaciones, la dieta alcalina ayuda a mejorar la salud de las personas, en particular a aquellas personas con enfermedades renales. Sin embargo, el pH de la sangre no se logra cambiar. En cambio, la dieta alcalina empuja a las personas a consumir más frutas y menos cantidad de alimentos procesados y productos lácteos con alto contenido de grasa. Tenga en cuenta que es peligroso cambiar el pH de la sangre. Tanto la saliva como la orina son las únicas sustancias que pueden cambiar su nivel de pH, pero aunque si estas dos cambiasen, el pH de la sangre sigue siendo el mismo.

Una de las afirmaciones más famosas de esta dieta es que detiene el crecimiento del cáncer. Aunque no hay pruebas sólidas sobre esta afirmación, esta teoría se basa en estudios que proponen que el cáncer prospera en un ambiente ácido. Si bien esto es cierto, también existen investigaciones más recientes de que las células cancerosas son las que crean su entorno, lo que desacredita que se debe principalmente a los alimentos que comemos.

Un nivel de pH equilibrado con la ayuda de la dieta alcalina disminuye el riesgo de enfermedades del estilo de vida como hipertensión, baja densidad ósea, diabetes y artritis , entre otras.

Este libro se centrará en todas las recetas que puede preparar utilizando alimentos de formación alcalina como sus Ingredientes: principales.

Capítulo 1

Equilibrar El Nivel De Ph Para Sanar El Cuerpo

Algunos científicos dicen que el equilibrio del pH es esencial mientras que otros dicen que es tremendamente significativo. Y otros pocos expertos dicen que es una cuestión de vida o muerte. Las personas que no consideran importante el equilibrio ácido-alcalino son las personas que no se preocupan por su salud.

Muchos terapistas educan a las personas que el equilibrio del pH debe ser su máxima prioridad. Dado que la mayoría de las personas prefieren los alimentos ácidos, los expertos intentan informarte sobre la importancia de la dieta alcalina a través de sus escritos, conferencias, entre otros. Además, de qué manera puedes eliminar la acidez de tu cuerpo.

La palabra pH simboliza el poder del hidrógeno; mide la concentración de iones de hidrógeno en tu cuerpo. La escala de pH tiene un total de uno a catorce valores, de los cuales siete se considera neutral. Si el valor es menor a siete en una escala de pH entonces es ácido mientras que si el valor es mayor a siete, es básico o alcalino. El pH ideal de tu sangre se encuentra entre 7.30 a 7.45. Puedes verificar rápidamente tu nivel de pH simplemente sumergiendo un trozo de papel tornasol en tu orina o saliva antes de comer o beber cualquier cosa.

Los expertos dicen que, si cuidas tu nivel de pH, trata de mantenerlo en su valor normal. Esto beneficia mucho tu salud. Equilibrar el valor de tu pH te recuperará de varias enfermedades de las cuales estabas tratando de recuperarte usando diferentes drogas. El equilibrio del pH te ayudará a mantener tu salud mental y física. Si tu cuerpo es demasiado ácido, entonces consumir alimentos alcalinos neutralizará la acidez y mejorará tu salud. Los alimentos alcalinos le ayudarán a tu cuerpo a ganar energía. Esta dieta alcalina afecta tus diversos sistemas del cuerpo de maneras diferentes:

Sistema Digestivo

Si estás experimentando síntomas como náuseas, hinchazón, indigestión, y reflujo gástrico; estos son causados por el exceso de ácido presente en tu región gástrica. Tu región abdominal carece de los minerales alcalinos esenciales es por eso que experimentas tales trastornos. Si faltan minerales alcalinos vitales en tu dieta, entonces tu páncreas no funcionará correctamente. Perderá la capacidad de decodificar alimentos que le indica a tu cuerpo qué hacer con los alimentos. Esto conlleva a varios trastornos que afectan tu salud negativamente

Sistema Circulatorio

La acidez es la razón principal para las enfermedades cardiovasculares. No todas las grasas son peligrosas para la salud del corazón; algunas grasas son importantes para mantenerlo sano. Las grasas buenas pueden curar la inflamación que causa la arteriosclerosis. El exceso de grasas hace que tus arterias se engrosen, lo que forma placa. Estas se forman debido al ambiente ácido de tu cuerpo que conduce a la inflamación de tus arterias. Tu cuerpo responde a la acidez al revestir los vasos sanguíneos con placas grasas. Estas placas protegen tu cuerpo de enfermedades peligrosas, pero estrechan la apertura del corazón. Debido a que la sangre fluye a través de un camino estrecho, con el tiempo el corazón se agota, lo que resulta en un paro cardíaco que puede ser letal en algunos casos.

Sistema Inmunológico

Los patógenos anaeróbicos crecen más en ambientes ácidos. Los altos niveles de iones de hidrógeno mantienen inactiva la actividad de las bacterias malas. Antoine Béchamp; un gran investigador dijo, "El germen no es nada grande, pero el territorio donde ataca es todo." Incluso la latencia de los patógenos y las bacterias malas depende del pH celular. La teoría de los gérmenes ha sido adoptada actualmente por médicos científicos para ayudarlos a comprender los enfoques para el tratamiento de enfermedades, ya que en su mayoría son ineficaces. Estas formas funcionan en contra del entorno natural de tu cuerpo. Estas no tratan la enfermedad, solo sanan los síntomas.

Sistema Respiratorio

Cuando existe un exceso de acidez en los órganos y tejidos de tu cuerpo, el transporte de oxígeno se ahoga. Las células de tu cuerpo no pueden respirar apropiadamente por causa de este bloqueo. Cada célula de tu cuerpo necesita inhalar oxígeno nuevo para eliminar el dióxido de carbono ácido para que pueda funcionar con precisión. Cuando la cantidad de ácido es demasiado alto en tu cuerpo, pueden ocurrir virus e infecciones en tus pulmones. De esta manera, puedes fácilmente atrapar un resfriado, asma, y bronquitis, entre otros.

Sistema Esquelético

La artritis es una enfermedad generalizada en muchos países desarrollados. La palabra artritis simboliza inflamación en las articulaciones. Se utiliza para definir rigidez, dolor e hinchazón en las articulaciones. Osteoartritis y reumatoide son dos formas principales de artritis. Estas dos formas están asociadas con la acumulación de depósitos en las muñecas, las articulaciones y la variación del pH. Estos depósitos de ácido dañan tu cartílago. Debido a la acidez, las células que producen líquidos sinoviales y de bursa en las articulaciones para la lubricación también se vuelven ácidos. Tal acidez causa irritación, sequedad e hinchazón en tus articulaciones. El exceso de acidez también genera ácido úrico en forma de cristales que son como pedazos de vidrio roto en la espalda, los pies, las manos y las rodillas. La artritis puede ser curada en cierta medida neutralizando la acidez de tu cuerpo con alimentos alcalinos.

Sistema Tegumentario

La palabra tegumentario significa piel. Cuando el pH de tu cuerpo no está balanceado, la acidez causa irritación. La piel no puede trabajar correctamente como una valla natural contra diversas enfermedades. Tu piel, como resultado, forma arañazos y llagas en la superficie. Se forman erupciones y granos que te irritan.

Sistema Nervioso

El exceso de acidez en tu cuerpo priva tu sistema nervioso de energía y lo debilita. Tal condición es llamada enervación o revitalización. Debilita tu cuerpo mental, físico y emocional.

Sistema Excretor

Este sistema también se conoce como sistema urinario. Está compuesto por varios órganos: El principal son los riñones. Los riñones realizan la función principal de purificar la sangre y filtrar los fluidos. Si tu cuerpo está formado por un exceso de ácidos, el mecanismo de protección entra en acción. Estos mecanismos extraen los minerales alcalinos presentes en tus huesos y los arrojan a la sangre. Si esto ocurre con frecuencia, los minerales se acumularán en tus riñones en forma de cálculos, los cuales son dolorosos.

Sistema Muscular

La descomposición metabólica del oxígeno y la glucosa para formar energía se ve perturbada por el exceso de acidez de las células musculares. Esto implica que el rendimiento de los músculos es débil en ambientes ácidos. La adopción de una dieta alcalina proporciona un ambiente que es bueno para el metabolismo aeróbico. El sistema alcalino da energía al cuerpo y lo recupera de ejercicios vigorosos. Si inhalas demasiado aire mientras haces ejercicios simples como hablar o caminar, entonces significa que no se suministra el oxígeno adecuado a las células del cuerpo. Esto es un síntoma de acidosis.

Sistema Reproductivo

Todavía se están realizando investigaciones para determinar la conexión entre la acidez y la fertilidad, y la acidez y la disfunción sexual. Numerosos científicos han relacionado la acidez con varios trastornos reproductivos:

- Disminuye el clímax o la satisfacción femenina.
- Aumenta las posibilidades de aborto espontáneo y disminuye la fertilidad.
- Disminuye la excitación femenina y masculina.

Varias enfermedades están relacionadas con una dieta ácida como la osteoporosis, gota, cataratas, cáncer, estreñimiento, migraña, accidente cerebrovascular, náuseas, obesidad, alergias, diabetes, entre otros. Ahora puedes imaginar cómo la acidez afecta tu cuerpo. Deberías mantener tu dieta conservando un equilibrio entre alimentos ácidos y alcalinos. Es así como puedes equilibrar tu salud.

Capitulo 2

¿Por Qué Debemos Adoptar La Dieta Alcalina?

Como seres humanos, necesitaos oxígeno para sobrevivir, simplemente no podemos vivir sin él. Ahora, aunque no eres un nutricionista, yo sé que tú sabes que el oxígenos no se encuentra en comidas cocinadas o procesadas, y que tampoco es encontrado en carne o queso.

El oxígeno es encontrado en la hermosa y verde clorofila. La clorofila es la sustancia encontrada en las plantas que las ayuda a absorber luz del sol y convertirla en energía útil.

Este es un buen consejo para ti; la clorofila esta químicamente relacionada a la sangre – la única diferencia es que el átomo principal en la hemoglobina (el transportador de oxígeno en la sangre) es hierro, mientras en la clorofila es el magnesio.

La clorofila contiene un fuerte elemento productor de sangre y se dice que puede incrementar las células rojas, mejora la circulación, alivia la inflamación (lo que es conocido por promover el angiogénesis o crecimiento de células cancerígenas), oxigena el cuerpo y contraataca los radicales libres. ¡Así es muchacho! ¡Esta cosa es buena! Así que al comer grandes cantidades de frutas frescas y vegetales verdes oscuros con hojas crudos llenaremos nuestros cuerpos de oxígeno líquido, el más importante elemento que nos mantiene vivos.

Aquí hay una pequeña lista para ayudarte a darte cuenta que estas lejos de estar privado de adoptar una dieta más alcalina:

Vegetales: pepinos, col rizada, brócoli, repollo, coliflor, apio, espinaca, acelga, lechuga, perejil, brotes de lentejas, cebollas, ajos, puerros, brotes de alfalfa, brotes de brócoli, frijoles verdes, calabaza de invierno, batatas, pak cho'i, zanahorias, etc.

Frutas: aguacate, tomate, lima, limón, manzana, sandias, uvas, bayas. (Note: limas, limones, y naranjas son frutas acidas pero realmente se vuelven alcalinas una vez son consumidas)

Hay muchísimas otros alimentos que puedes comer y no voy a mentirte – estas comidas no vienen en paquetes ni tampoco tienen un periodo de vida mayor a un par de días. Si son hechas en un laboratorio o tienen un periodo de vida más largo que tú, ¿Realmente QUIERES eso en tu cuerpo?

Podría seguir por muchísimo tiempo acerca de esto ya que hay tanta información pero lo más importante de todo es que estarás mejor si tu:

Comes alimentos crudos vivos que te dan oxígeno, enzimas, energía, minerales, vitaminas, pito nutrientes que pelean contra el cáncer, etc.

Comes alimentos que son bajos en glicémicos (alimentos que no suben tus niveles de azúcar en la sangre por las nubes).

Si debes comer carnes o productos lácteos debes comer solo alimentos orgánicos Y adopta una regla de una proporción de 80/20 o de 70/30 donde comas entre 80 y 70% de alimentos crudos y entre 30 y 30% de alimentos cocidos. Las enzimas en la comida cruda ayudan a tu cuerpo a deshacer la comida cocinada ya que son privadas de todas las enzimas durante el proceso de cocción dándole a tu cuerpo más trabajo aun y obligándolo a usar las enzimas almacenadas para otros procesos.

Capítulo 3

Síntomas De Tener Un Bajo Nivel Alcalino

Acidez Estomacal Y Reflujo Gastroesofágico

La acidez estomacal es uno de los problemas médicos más comunes que sufren los estadounidenses mensualmente. Hasta el 40% de los estadounidenses informan que padecen esta afección con regularidad. Se ha convertido en parte del estilo de vida de un estadounidense medio que uno podría ignorar fácilmente el problema pensando que es simplemente uno de esos días en los que comió algo "malo". Tan pronto como esa sensación ácida ardiente y abrasadora se enrosque dentro de su pecho, el primer tratamiento de cualquier estadounidense común sería un alivio del malestar rápido; el más popular es el *Pepto-Bismol*. Pero las quemaduras de corazón no se deben ignorar rápidamente, la razón subyacente para tener estas quemaduras de corazón puede ser más grave de lo que se piensa y más si el problema persiste con más frecuencia de lo habitual.

La sensación de ardor que se siente como resultado de la acidez estomacal es causada por el reflujo de contenido cargado de ácido en el estómago como consecuencia de tener una válvula esofágica defectuosa que impide que el contenido del estómago vuelva a subir. La acidez estomacal es el efecto secundario primario y notable de la dieta baja en alcalinidad, y esto puede conducir a una cantidad de otros problemas que amenazan la vida de una persona.

La forma más severa de acidez estomacal se llama enfermedad por reflujo gastroesofágico; esto ocurre cuando una persona experimenta quemaduras cardíacas crónicas, y la persistencia descontrolada de esta enfermedad puede causar problemas de salud importantes que podrían dañar los dientes y el esófago.

El esófago conecta su boca con su estómago, y cuando el ácido del estómago regresa, esto prepara el escenario para la hinchazón e irritación del revestimiento esofágico. La inflamación puede hacer que sea muy difícil de tragar y es una condición de salud llamada esofagitis.

Por un lado, cuando el reflujo gastroesofágico continúa persistiendo eventualmente causará llagas en las paredes epidérmicas del esófago. Esto hace que el reflujo gastroesofágico sea la principal causa de úlceras. Los síntomas asociados de úlceras esofágicas pueden incluir dolor en el pecho, náuseas junto con el dolor acompañado de deglución.

Cuando la inflamación continúa obstinadamente, con el tiempo la hinchazón puede provocar un daño permanente y cicatrización del revestimiento esofágico. La acumulación de este tejido cicatricial en el esófago estrecha el tubo esofágico y crea regiones contraídas llamadas estenosis esofágicas. Esto hace que sea aún más difícil tragar alimentos y líquidos, lo que finalmente conduce a la pérdida de peso y la deshidratación. Este es un problema grave y no debe tomarse a la ligera. Los tratamientos incluyen un procedimiento que ayuda a aflojar las estenosis estirando suavemente el esófago.

Otro problema serio asociado con el reflujo ácido se llama esófago de Barrett, y aproximadamente 1 de cada 10 personas con reflujo gastroesofágico desarrolla esta condición. Este problema es causado por el ácido estomacal que produce cambios precancerosos en las células epidérmicas (del revestimiento externo o de la superficie) del esófago. Esto aumenta el riesgo de cáncer de esófago. Afortunadamente, solo 1 de cada cien personas con esófago de Barrett tienen cáncer de esófago. Aún así, esto no debe darse por sentado ya que la condición no conduce a ningún síntoma aparente y los dolores en el pecho que generalmente se asocian con el cáncer de esófago normalmente aparecen sólo en etapas posteriores de la enfermedad cuando ha progresado. Sin embargo, es mejor buscar asesoramiento profesional si ha tenido más de los episodios habituales de reflujo ácido y quemaduras en el corazón recientemente. Para poder descartar el cáncer con certeza, se puede necesitar una endoscopia en donde un tubo delgado y flexible con una cámara en la punta y conectado a la computadora permite a un profesional de la salud ver el interior de su esófago.

La Carie Dental

Este síntoma está relacionado principalmente con la condición anterior de tener un flujo de ácido de regreso a la boca desde el estómago. Las quemaduras de corazón como resultado de una dieta baja en alcalinidad también pueden afectar su sonrisa. El ácido del estómago, como la mayoría de los ácidos, es altamente corrosivo y puede desgastar la cobertura externa dura de los dientes que sirve como capa protectora llamada esmalte. El esmalte nos da nuestras sonrisas blancas y nos ayuda a prevenir la acumulación de placa y de caries. Sin él, los dientes se debilitan y se vuelven amarillos.

Desequilibrio De Azúcar En La Sangre

Algunos síntomas asociados con el desequilibrio de azúcar como resultado de los bajos niveles de pH incluyen dolores de cabeza persistentes que sólo desaparecen después de comer. Además, hay episodios de cambios de energía durante el día en los que puede comenzar con una energía tan alta y pasar a estar demasiado cansado en cuestión de horas sin esforzarse demasiado. Los niveles bajos de pH también pueden aumentar los antojos de azúcares simples, carbohidratos y un montón de dulces, ya que esto proporciona un alivio inmediato a la incomodidad del azúcar. También están esos episodios de bloqueo o zonificación después de una comida o lo que a los millennials les gusta llamar "coma alimenticio". Los adictos al café deben tener cuidado de que su dependencia del café también se deba a la baja alcalinidad. Y el mareo también podría provocar un efecto de comidas faltantes.

El desequilibrio de azúcar en el cuerpo es el resultado de que su cuerpo no puede manejar su fuente de combustible y la glucosa de manera eficiente. Para una función adecuada, el cuerpo necesita metabolizar, digerir y descomponer la glucosa y mantener los niveles de glucosa en sangre en un rango óptimo. Cualquier cosa debajo de esto puede causar aturdimiento, ya que proporciona menos glucosa al cerebro, especialmente. Por un lado, tener demasiada glucosa conduciría a lo que llamamos "subida de azúcar", donde una persona experimenta episodios de alta energía. La fluctuación consiste en obtener oscilaciones de energía demasiado altas durante o después de una comida a oscilaciones de energía muy bajas cuando se salta una comida, y su cuerpo se queda sin su reserva de alimentos.

Gachas De Mijo Con Jarabe De Arce:

Ingredientes:

- ¼ taza de jarabe de arce
- 1 cucharada de canela
- Agua de almendras
- 10 tazas de agua
- 1 taza de mijo
- 1 pizca de sal

Direcciones:

1. Agrega agua en una olla grande. Déjala hervir por 1 minuto.
2. Luego, agrega un poco de mijo y sal. Ahora, tápalo y baja el fuego.
3. Cocínalo por 15 minutos.
4. Agrega agua de almendras y canela.
5. Continúa cocinando el mijo por otros 20 minutos.

6. Agrega jarabe de arce y revuelve bien.
7. Haz una mezcla suave.
8. ¡Sírvelo caliente!

Ensalada De Mango Y Arugula Con Aderezo De Comino

Ingredientes:

- 1/ 4 de cucharadita de chile en polvo
- 3/4 de cucharadita de comino molido
- 3 cucharadas de miel
- 1 cucharadita de sal
- 1/3 taza de aceite de oliva
- Cilantro, para decorar
- 5 mangos, picados
- 1 paquete de arugula bebé
- 1/4 de taza de cilantro fresco
- 3 cebollas verdes
- Mozzarella de 3/4 libras

Direcciones:

1. Precaliente el horno a 400 grados F.

2. En un procesador de alimentos, mezcle la cebolla verde, el cilantro, la sal, la miel y el chile en polvo.
3. Presione los Ingredientes: durante unos 15 segundos hasta que se suavice y agregue aceite.
4. En la parrilla de cocción de la parrilla, rocíe aceite vegetal, cepille cada lado con 1/3 de taza del aderezo y cubra los mangos.
5. Ase los duraznos al horno durante unos 5 minutos hasta que veas las marcas de la parrilla.
6. En un plato, coloque una base de hojas de rúcula y coloque rebanadas de queso encima.
7. Agregue las mitades de mango a la parrilla y rocíe el aderezo sobre él.
8. Decorar con hojas de cilantro. Servir.

Berenjenas Al Curry Con Champiñones

Ingredientes:

- ½ cucharadita de semillas de mostaza
- ½ cucharadita. Chile en polvo
- 1 cucharadita sal
- 1 cucharadita de comino molido
- 1 cucharadita cilantro molido
- ¼ cucharadita de cúrcuma molida
- Cilantro fresco, para decorar.
- 2 berenjenas
- 1 taza de botones de setas
- 2 dientes de ajo machacados
- 1 manojo de primavera o niones, finamente picado
- 1 lata de tomates, picados
- 2 cucharadas. aceite de oliva

- 1 chile rojo fresco, finamente picado

Direcciones:

1. Precaliente el horno a 400 grados F.
2. Cepille las berenjenas con aceite de oliva. Pinchar con un tenedor y colocar en una fuente de asar.
3. Hornear las berenjenas durante 30 minutos.
4. Mientras tanto, calentar el aceite en una sartén. Freír las semillas de mostaza. Añadir el ajo, la cebolla, los champiñones y los chiles. Cocinar durante 5 minutos.
5. Sazone con sal, comino, cilantro y cúrcuma. Añadir los tomates. Continúe revolviendo y cocine por otros 5 minutos.
6. Cortar las berenjenas al horno por la mitad y recoger la carne. Lavar la carne.
7. Putmashed carne junto con cilantro fresco en una sartén. Cocinar durante 3 minutos s. Servir.

Gachas De Avena Fundidas Con Quinoa Y Vainilla Al Estilo Chai

Ingredientes:

- ½ cucharada pequeña de nuez moscada molida (preferiblemente recién rallada)
- ½ de taza de crema o leche de coco (dependiendo de cuan cremoso lo prefieras)
- La piel de ½ limón rallado (o lima)
- 1 frijol de vainilla o esencia de vainilla
- Espolvorea media puñado de nuez o semillas molidas a tu gusto
- 1 copa de quínoa seca (preferiblemente orgánica)
- 2 copas de agua (preferiblemente alcalina)
- 1 vara de canela (o ½ cucharada)

- 1 ½ cucharadas pequeñas de jengibre molido o 1 pulgada de raíz de jengibre fresca rallada finamente

Direcciones:

1. Primero prepara la quínoa según los indique el empaque
2. Una vez que la quínoa esté cocida y drenada, agrégala de nuevo a la sartén y mézclala con las especias chai (canela, jengibre, nuez moscada, y clavos de olor si ya los has mezclado en un mortero) luego agrega la leche de coco junto con la vainilla.
3. Puedes escoger entre la crema o leche de coco dependiendo de cuan espesa la quieras.
4. Cuando esté listo, agrega la manzana rallada si decidiste usarla, justo al final.
5. Déjala entibiarse y luego sírvela en un bol grande.
6. Para servir, agrega la piel de limón rallada encima y también agrega canela rallada.

7. Finalmente coloca las semillas y nueces molidas (con este plato en especial se recomienda semillas de sésamo)
8. Como complaciente extra puedes servirlo con una porción de yogur de coco, el cual es alcalino y ¡DELCIOSO!

Mezcla De Jugo De Remolacha

Ingredientes:

- 1 remolacha
- Zumo de limón
- Jugo de lima
- 1 cucharadita de aceite de oliva
- 1 pizca de sal
- 2 barritas de apio
- 2 pepinos
- 1 cucharada de perejil
- 1 cucharada de menta

Direcciones:

1. Lave bien todos los Ingredientes: y córtelos en trozos pequeños si es necesario.
2. Jugo de apio, pepino, perejil, menta y remolacha.

3. Añadir los Ingredientes: restantes a la mezcla de zumo y mezclar.
4. Disfruta.

Panqueques De Banana

Ingredientes:

- ¼ taza de leche de almendras sin azúcar
- 2 claras de huevo orgánicas
- 2 cucharaditas de mantequilla de almendras
- ½ plátano pelado y bien machacado
- 1/8 cucharadita de extracto orgánico de vainilla
- 1 cucharadita de aceite de oliva
- ½ banana, pelada y en rodajas
- ¼ taza de avena arrollada
- ¼ taza de harina de arrurruz
- ½ cucharadita de polvo de hornear orgánico
- ¼ cucharadita de bicarbonato de sodio orgánico
- 1/8 cucharadita de canela molida

Direcciones:

1. En un tazón grande, agrega la harina, la avena, el bicarbonato de sodio, el polvo de hornear y la canela y mezcla bien.
2. En otro tazón, agrega la leche de almendras, las claras de huevo, la mantequilla de almendras, el puré de plátano y la vainilla y bate hasta que estén bien combinados.
3. Agrega la mezcla de harina y mezcla hasta que esté bien combinado.
4. En una sartén grande, calienta el aceite a fuego medio-bajo.
5. Agrega la mitad de la mezcla y cocina durante aproximadamente 1-2 minutos.
6. Voltea al otro lado y cocina por 1-2 minutos más.
7. Repite con la mezcla restante.
8. Sirve cubierto con rodajas de plátano.

Batido De Limón Y Queso

Ingredientes:

- 1 cucharada de proteína de vainilla en polvo
- 1 cucharadita de jugo de limón
- 1 cucharada de nata para montar (sin azúcares añadidos)
- 1 cucharada de manteca de cacao
- 1 cucharadita de ralladura de limón
- 1/3 taza de leche de coco
- 1 taza de hielo
- 1 cucharada de mascarpone sin lactosa
- 5 gotas de stevia líquida (opcional)

Direcciones:

1. ¡Vierta todos los Ingredientes: en una licuadora y enciéndela!

2. Vierta la mezcla en un vaso y sazone con la ralladura de limón. ¡Disfrute de su comida!

Smoothie Delicioso Y Energético De Bayas Y Espinaca

Ingredientes:

- 1 plátano congelado
- 1 cucharada de aceite de coco
- ½ cucharadita de canela
- 2 cucharadas de mantequilla de almendras crudas.
- 2 tazas de espinacas frescas
- 2 tazas de leche de almendras
- 1 taza de bayas congeladas (cualquier variedad)

Direcciones:

1. Mezcla la espinaca y la leche de almendras primero, luego agrega los Ingredientes: restantes y mezcla todos los Ingredientes: en un procesador de alimentos o licuadora hasta

que todos los Ingredientes: estén cremosos y suaves. ¡Disfruta!

Mousse De Chocolate Con Aguacate

Ingredientes:

- 2 cucharadas de cacao crudo
- 3-5 dátiles
- 1½ cdta de sal marina
- 1½ aguacate
- 2/3 taza de agua de coco recién exprimida
- 1 cucharada de vainilla

Direcciones:

1. Mezcle el aguacate con el agua de coco hasta que sea consistente.
2. Agregue la vainilla, el cacao y las dátiles.
3. Continúe mezclando en alto. Agregue sal y mezcle. Sirva y disfrute.

Ensalada De Coliflor Y Col Rizada A La Cúrcuma

Ingredientes:

- 2 tomates
- 1 cucharada de cúrcuma (fresca y rallada)
- ½ limón
- ¼ cucharadita de paprica
- ¼ cucharadita de pimienta cayena
- ¼ cucharadita de salsa tamari orgánica o aminoácidos líquidos Bragg
- ½ aguacate
- 1 pimentón o pimiento
- ½ cabeza de coliflor (lavada y secada)
- 1 tallo de apio
- 5 tallos de col toscana o col rizada (lavada y secada)

- Aceite de oliva
- Semillas de calabaza
- Pimienta negra y sal del Himalaya
- Aceite de coco

Direcciones:

1. Precaliente el horno a 355°F o 180°C.
2. Corta o rasga la cabeza de la coliflor en floretes y colócalos en un tazón.
3. Combina paprica, pimienta, pimienta cayena, cúrcuma, sal y 2 cucharadas de aceite de coco.
4. Mézclalos todos muy bien.
5. Haz un revestimiento en el recipiente para hornear usando polvo de hornear. Extiende la coliflor sobre ella.
6. Coloca el recipiente en el estante medio del horno por 20 minutos asegúrate de chequear regularmente para asegurarte que la coliflor no se queme.

7. Si empieza a quemarse, cámbiala al estante de abajo.
8. Luego, corta la col y haz pedazos.
9. Coloca los pedazos en un tazón grande.
10. Agrega jugo de lima. Masajéalas usando tus manos por un minuto.
11. Ahora agrega la salsa tamari o Bragg y coloca la mezcla en los platos.
12. Corta el pimiento o pimentón y el apio en rebanadas delgadas.
13. Corta el aguacate en trozos grandes. Pica los tomates groseramente.
14. Ponlos todos por encime del plato de col, el cual ya está listo.
15. Esparce las semillas de calabaza por encima y rocía un poco de aceite de oliva también.
16. Después de que hayas terminado con la coliflor, retírala del horno.
17. Colócala encima de la ensalada. Sirve instantáneamente.

Ensalada De Falafel, Rábano Y Pepino En Aderezo De Hummus

Ingredientes:

- 1 pimiento verde
- 2 panes de pita
- 1 paquete de mezcla de falafel, comprado en la tienda
- 1 cebolla roja, cortada en trozos
- 4 rábanos, cortados finamente en tiras
- 1 taza de hojas de perejil
- 1 pepino, cortado en tiras gruesas
- 1 taza de hojas de menta fresca
- 1/4 cucharadita de chile en polvo suave
- 1 1/3 de taza de aceite de salvado de arroz

Para El Aderezo

- 1 cucharada de aceite de oliva

- 2 cucharadas de jugo de limón
- ½ taza de hummus

Direcciones:

1. Cocer el pan en aceite de salvado de arroz en una sartén.
2. Revuelva continuamente para evitar que se pegue.
3. Retire cuando el pan obtenga un toque de dorado.
4. Asegúrese de vertir solo unas gotas de aceite para que el pan no se queme en la sartén.
5. Use una espátula o una cuchara de madera, transfiera el pan a una bandeja para hornear y deje enfriar por un minuto.
6. Con la misma bandeja, prepare la mezcla de falafel siguiendo las Direcciones: de la mezcla de falafel comprada en la tienda; agregando 1 ¼ de taza con agua, 1 ¾ de taza de la mezcla y aceite de canola.

7. Haga esto en un tazón grande y mezcla bien. Déjelo reposar durante unos 15 minutos y agregue el chile en polvo, la pimienta y la sal al gusto.
8. Agregue el aceite de oliva y cocine las empanadas hasta que se doren.
9. Después de cocinar, cubrir las empanadas en una bandeja para hornear y reservar.
10. Prepare el aderezo combinando el hummus, el jugo de limón y el aceite de oliva en un recipiente.
11. Después de mezclar los Ingredientes: del aderezo, colóquelos en una botella pequeña donde pueda cerrar la tapa y agitar.
12. Para servir el Falafel, Hummus libanés Fattoush en ensalada, coloque el pimiento, pepino, tomate, pan, rábano, menta, falafel y perejil en un plato grande.

13. Arregle los Ingredientes: de la ensalada dejando por debajo las verduras para que queden cubiertas por la salsa.
14. Coloque el aderezo de hummus en un plato pequeño para la salsa de pan de pita. Servir.

Aros De Cebolla

Ingredientes:

- 1 taza de pan de elección
- Pizca de sal
- Pizca de pimenton
- Aceite de oliva
- 2 tazas de cebolla dulce, cortada en anillos gruesos
- 1 taza de leche de elección
- 1 taza de harina para todo uso

Direcciones:

1. Vierta el aceite en una sartén antiadherente para calentar a fuego mediano.
2. Mientras tanto, coloque la harina, la leche y el pan en 3 tazones diferentes.

3. Dragar primero un anillo de cebolla en harina y luego en leche; Repetir, y luego cubrir generosamente con pan rallado.
4. Repita los pasos hasta que todos los aros de cebolla estén empanizados.
5. Freírlos en aceite hasta que estén crujientes y dorados. Escurrir sobre toallas de papel.
6. Sazonar con sal y pimentón. Servir.

¡Estofado Catalan Alcalino!

Ingredientes:

- 1 cucharada de hojas de tomillo
- 1 cucharada pequeña de hilos de azafrán (opcional)
- 3 hojas de laurel frescas
- 1 tomate de ciruela
- 250 ml de agua o caldo de pescado
- 650 gramos de pescado blanco firme (brema, abadejo, bacalao, rape) fileteado o tofu
- 100 gramos de almendras tostadas molidas
- 6 cucharadas de aceite de oliva
- 1 cebolla española grande picada
- 2 bulbos de hinojo cortados
- 1 chile rojo picado finamente
- 1 cucharada de semillas de hinojo molidas

- 2 dientes de ajo molidas
- ½ cucharada pequeña de pimentón dulce en polvo
- 1 limón cortado en porciones
- Quínoa y verdes primaverales

Direcciones:

1. Calienta un poco de agua en una sartén grande y saltea las cebollas, hinojo, chile, granos de hinojos molidos por unos pocos minutos
2. Agrega el pimentón dulce, tomillo, azafrán, hojas de laurel y tomates y cocina hasta que se convierta en una salsa espesa
3. Agrega el caldo de pescado (o agua) y hiérvelo a fuego lento
4. Coloca los pedazos de pescado o de tofu y revuelve con las almendras
5. Calienta por un minuto o dos and sirve con verdes para sazonar y pedazos de limón

Sopa Caliente De Aguacate

Ingredientes:

- 1 cucharada de jugo de limón
- 1 pizca de sal
- 1 pimentón jalapeño picado
- 1 pizca de pimienta negra
- 1 cucharadita de jengibre
- 1 diente de ajo molido
- 100 ml de agua
- 2 aguacates pelados y sin semillas
- 2 pepinos, pelados y cortados en cubitos
- Yogur de coco 150ml
- 2 cucharadas de cebollino picado
- 2 cucharadas de cilantro

Direcciones:

1. Mezcle todos los Ingredientes: excepto las especias en una batidora hasta que se forme una mezcla uniforme.
2. Sazonar la mezcla con especias.
3. Añadir agua caliente. Si es necesario y dependiendo de su preferencia, más.
4. Servir y disfrutar.
5. Opcional: Una delicia incluso con frío.

También para desayunar. Luego, sobre todo en los días fríos de invierno, cuando tienes algo que hacer afuera.

Hamburguesas De Frijoles

Ingredientes:

- 2¼ tazas de frijoles negros enlatados, enjuagados y escurridos
- 2½ tazas de batata, pelada y rallada
- ½ cucharadita de hojuelas de pimiento rojo trituradas
- ¼ cucharadita de pimienta de cayena
- Sal marina y pimienta negra recién molida al gusto
- ½ taza de nueces
- 1 zanahoria pelada y picada
- 1 tallo de celery picado
- 4 cebolletas picadas
- 5 dientes de ajo picados

Direcciones:

1. Precalienta el horno a 400 ºF. Forra una bandeja para hornear con papel para hornear.
2. En un procesador de alimentos, agrega las nueces y licúa hasta que estén finamente molidas.
3. Agrega la zanahoria, el celery, la cebolleta y el ajo y licúa hasta que estén finamente picados.
4. Transfiere la mezcla de vegetales a un tazón grande.
5. En el mismo procesador de alimentos, agrega los frijoles y licúa hasta que estén picados.
6. Agrega 1½ tazas de batata y licúa hasta que se forme una mezcla gruesa.
7. Transfiere la mezcla de frijoles al tazón con la mezcla de vegetales.
8. Agrega las batatas y especias restantes y mezcla hasta que estén bien combinadas.
9. Haz 8 empanadas del mismo tamaño con la mezcla.

10. Organiza las empanadas en la bandeja para hornear preparada en una sola capa.
11. Hornea por unos 25 minutos.
12. Sirve caliente.

Burrito De Quinoa

Ingredientes:

- 1 cucharadita de comino
- 4 cebollas verdes rebanadas (cebolletas)
- 2 limas jugosas
- Pequeño puñado de cilantro picado
- 1 taza de quinoa (o arroz salvaje)
- 2 latas de 15 oz de frijoles negros
- 2 aguacates en rodajas
- 4 dientes de ajo picados

Direcciones:

1. Cocinar la quinoa o el arroz. En una olla aparte, cocine los frijoles a fuego lento. Mezcle las cebollas, el ajo, el comino, el jugo de limón y permita que los sabores se establezcan durante 10-15 minutos.

2. Cuando la quinoa esté suave, divida en tazones individuales.
3. Capa con frijoles, aguacate y cilantro.

Palitos De Vegetales Con Salsa De Guacamole

Ingredientes:

- 2 cucharaditas de jalapeño cortado en cubitos
- 2 cucharadas de cilantro finamente picado
- 2 dientes de ajo picados
- ½ cucharadita de sal marina
- 2 aguacates
- 2 cucharadas de tomate de ciruela, finamente picado
- 2 cucharaditas de cebolla blanca picada
- 2 cucharaditas de jugo de limón recién exprimido

Direcciones:

1. En un recipiente, mezcle el cilantro, la cebolla y el jalapeño y agregue la sal.
2. Usando una cuchara grande, machaque los Ingredientes: .

3. Agregue los aguacates a los Ingredientes: en puré y con un tenedor, mezcle los aguacates con la mezcla.
4. No tiene que machacar bien los aguacates; deberían ser lo suficientemente suaves para mezclarse con los Ingredientes: .
5. Agregue los tomates finamente picados, el jugo de lima y la sal al gusto.
6. Sirva con la mezcla de sus palitos de vegetales en un lado. ¡Disfrute!

Calabazas Espagueti Rellenas De Quínoa:

Ingredientes:

- 2 cucharadas de aceite de coco
- 2 cebolletas (rebanadas, solo la parte blanca)
- 1 cucharadita de polvo de ajo
- ¼ taza de nueces (cortadas)
- 1 ½ taza de quínoa (cocida)
- Pimienta negra y sal rosa (al gusto)
- 1 pimentón (rojo) o 1 naranja
- 2 cucharaditas de tomillo (seco)
- 1 chalote (mediano)
- 1 calabaza espagueti grande o 2 pequeñas
- 1 taza de guisantes verdad (al vapor)

Direcciones:

1. Precalienta el horno a 400°F
2. Lava las calabazas espagueti.

3. Rebánalas a la mitad. Retira las semillas y hornéalas hasta que se tornen tiernas por unos 40 minutos.
4. Mientras las calabazas comienzan a asarse, agrega 1 cucharada de aceita a la sartén y añade el chalote. Cocínalo.
5. Agrega el pimentón hasta que se suavice.
6. Añade guisantes verdes, nueces, especias y la quínoa cocida hasta que se calienten. agrega sabor con pimienta y sal rosa.
7. Divide la calabaza en 2 mitades y ponlas de nuevo en el horno por 5 a 8 minutos.
8. Retíralas del horno y sírvelas luego de poner un poco de verde fresco por encima. puedes usar hojas de ensalada verdes (grande) y brócoli.

Nueces Con Verduras Con Aderezo De Vinagreta

Ingredientes:

- 8 tazas de mezcla de ensalada de verduras
- Aderezo de vinagreta embotellada
- 1/2 taza de queso gorgonzola
- 1/4 taza de nueces, tostadas

Direcciones:

1. Combine las verduras, las nueces y el queso en un tazón.
2. Vierta el aderezo embotellado y agítelo para combinarlo con los Ingredientes: . Rociar sobre la ensalada.
3. Mezcle bien para cubrir. Transfiera a la placa.
4. Coloque el queso Gorgonzola desmenuzado en la parte superior.
5. Servir con el aderezo.

Magdalenas Veganas

Ingredientes:

- 1½ tazas de leche de almendras
- ½ taza de aceite de coco, calentado hasta que esté líquido
- 1/2 t de polvo de hornear
- 2 tazas de harina para todo uso
- 1¼ cucharadita de extracto de vainilla
- ½ cucharadita de sal
- 2 cucharaditas de bicarbonato de sodio
- 1 taza de azucar blanca

Direcciones:

1. Precaliente el horno a 350 grados. Unte aceite o mantequilla en 12 moldes para muffins. También puede cubrirlo con forros de papel si lo desea.

2. Agrega suficiente leche de almendras para que sea 1½ tazas. Déjelo a un lado por 5 minutos hasta que se taje. Batir la harina, el polvo de hornear, la sal, el azúcar y el bicarbonato de sodio. Verter la mezcla a la mezcla seca y batir para combinar.
3. Coloque la masa en los moldes para muffins. Hornear durante 15-20 minutos hasta que esté hecho.
4. Retire del horno y deje que se enfríe en una rejilla. Arregla en una bandeja y decórala como desees.

¡Minestrones Abundante En Bondad!

Ingredientes:

- ½ taza de frijoles
- 1 cucharada de aceite de coco
- 1 taza de caldo de verdura
- 1 taza de jugo de tomate (fresco o comprado)
- Sal del Himalaya y pimienta negra
- ½ taza de berenjena
- ½ taza de batata
- ½ taza de calabacín
- ½ taza de zanahoria
- ¼ de cebolla roja
- 2 clavos de ajo

Direcciones:

1. Lava y corta las papas, berenjena, y el calabacín y corta la zanahoria y cebolla

2. En una sartén grande, saltea gentilmente estos Ingredientes: en el aceite de coco por alrededor de 2 minutos
3. Agrega los frijoles, caldo de verdura y jugo de tomate
4. Cocina a fuego lento por 8-10 minutos
5. Revuélelo con albahaca y sazona al gusto

Chocolateorridge

Ingredientes:

- Un puñado de arándanos rojos
- 2 cucharadas de chips de coco, secos
- 2 cucharadas de mantequilla de almendras, sin azúcar
- 1 cucharada de jengibre en polvo
- 80g Quinoa, cocida
- 2 cucharadas de cacao en polvo, sin edulcorante
- 500 ml de leche de almendras
- Un puñado de rodajas de almendras

Direcciones:

1. Mezclar la quinoa con el polvo de cacao en el tazón de cereal.
2. Añadir la leche de almendras. Mezclar bien.

3. Opcional: Dejar reposar la mezcla durante la noche.
4. Mezclar de nuevo y añadir los Ingredientes: restantes.
5. Mezclar bien y disfrutar.

Sandía A La Parrilla

Ingredientes:

- 2 cucharadas de jugo de lima fresco
- Una pizca de pimienta de cayena
- Una pizca de sal marina
- 1 sandía, pelada y cortada en trozos gruesos de 1 pulgada
- 1 diente de ajo finamente picado

Direcciones:

1. Precalienta la parrilla a fuego alto. Engrasa la rejilla de la parrilla.
2. Asa los trozos de sandía durante unos 2 minutos por ambos lados.
3. Mientras tanto, en un tazón pequeño mezcla los Ingredientes: restantes.
4. Rocía las rodajas de sandía con la mezcla de limón y sirve.

Ensalada De Cheeto

Ingredientes:

- 3 huevos duros y en rodajas
- 120 g de queso suizo cortado en trozos pequeños
- 3 tazas de lechuga romana picada
- 1/2 taza de tomates cherry cortados por la mitad
- 1 taza de pepino cortado en cubitos
- 2 cucharadas de crema
- 2 cucharadas de mayonesa
- 1/2 cucharadita de ajo en polvo
- 1/2 cucharadita de cebolla en polvo
- 1 cucharadita de perejil

Direcciones:

1. En un tazón pequeño, mezcle la crema, la mayonesa y las hierbas para crear el aderezo.
2. Coloque el pepino, los tomates, la lechuga, el huevo y el queso suizo en un plato.
3. Vierta el aderezo creado en el paso 1 sobre la ensalada creada en el paso 2, mezcle todo junto
4. ¡Disfrute de su comida!

Quinoa Matutina De Avena

Ingredientes:

- 1 cucharadita de semillas de cáñamo
- 1 cucharadita de canela
- 2 ½ tazas de leche de coco
- ½ taza de quinoa
- 1 cucharadita de semillas de chía

Direcciones:

1. Mezcla todos los Ingredientes: excepto las semillas de cáñamo y cocina a fuego lento durante 10-15 minutos hasta que el líquido se haya evaporado.
2. Adorna con semillas de cáñamo y sirve.

Chile

Ingredientes:

- 1 cucharadita de pimentón en polvo
- 1 cucharadita de polvo de chipotle
- 1 cucharadita de chile en polvo
- 1 tomate cortado en cubitos
- ¼ taza de cilantro picado
- ¼ taza de zanahorias cortadas en cubitos
- ½ taza de cebolla roja cortada en cubitos
- ¼ taza de apio cortado en cubitos
- ¼ de taza de calabacín cortado en cubitos
- ½ aguacate cortado en cubitos
- 2 dientes de ajo picados
- 2 cebollines cortados en cubitos
- 1 cucharadita de jalapeño cortado en cubitos

- 5 hojas de albahaca picadas
- Sal al gusto
- 2 tazas de tomates picados
- ½ cucharadita tomillo
- 2 tazas de tomate empapado y secado al sol
- ½ cucharadita de tomillo
- ½ cucharadita de salvia
- 1 taza de tomates cherry
- 1 cucharadita de comino

Direcciones:

1. Coloque todos los diferentes tipos de tomates en un procesador de alimentos y corte los tomates.
2. Cambie el procesador de alimentos a "mezclar" y agregue todas las verduras, el ajo, jalapeño, cilantro y otras especias en polvo.
3. Mezcle la mezcla hasta que sea lo suficientemente consistente.

4. Vierta en un recipiente y deje reposar la mezcla durante una hora.
5. ¡Sirva con el aguacate y las cebolletas como guarnición y disfrute!

Rollos De Sushi Alcalinos Instantáneos:

Ingredientes:

Para El Hummus O Salsa:

- 1 pizca de comino
- 1 diente de ajo
- 1 poco de aceite de oliva
- ½ limón (usa solo su jugo)
- 1 pizca de sal del Himalaya
- 1 cucharada de tahini
- 11g de garbanzos (enlatados, escurridos o puedes prepararlos de forma seca)
- 1 puñado de almendras

Para Los Rollos:

- 1 pepino (rebanadas en forma de palitos de fósforo)

- 1 pimiento (rebanadas en forma de palitos de fósforo)
- 1 aguacate (pelado, rebanado)
- 1 puñado de cilantro (pequeño)
- 1 zanahoria (rebanadas en forma de palito de fósforo)
- 2 calabacines (medianos, uno da de 5 a 6 tollos)

Direcciones:

Para El Hummus O Salsa De Almendras:

1. Coloca todos los Ingredientes: en una licuadora o un procesador de alimentos.
2. Mézclalos hasta que se vuelva uniforme.
3. Añade una pequeña cantidad de jugo de limón y aceite de oliva en proporciones iguales para obtener una mezcla consistente.

Para Los Rollos Alcalinos:

1. Corta las puntas del calabacín. Pela los vegetales usando un pelador con cuidado y

haz tiras largas – cuida tus dedos mientras haces esto. Extienda cada tira y luego extienda una capa agradable y gruesa de salsa de almendras o hummus por sobre estas tiras, suficiente para pegarlas.

2. Agrega algunas tiras de aguacate y vegetales y ponles algo de cilantro.
3. Espolvorea las semillas de sésamo por encima y enróllalos.
4. Sírvelos calientes.

Ensalada De Espinacas Y Almendras

Ingredientes:

- 1/2 taza de almendras tostadas
- 1 paquete de queso azul
- Pizca de sal
- Pizca de pimienta
- 2 bolsas de espinacas baby
- Vinagreta de vino tinto, embotellada.
- 1/4 de cebolla roja

Direcciones:

1. En un tazón pequeño, mezcle la cebolla roja, la espinaca pequeña, el queso azul desmenuzado y la almendra tostada.
2. Rocíe el vinagre de vino tinto y mezcle las verduras para cubrirlo completamente.
3. Decorar con queso azul desmenuzado. Servir.

Cereal De Quinua De Almendras

Ingredientes:

- 3 cucharadas de jarabe de arce
- 4 tazas de leche de almendras
- 4 tazas de copos de quinua
- 4 cucharadas de mantequilla de almendras

Direcciones:

1. Precaliente el horno a 350 ° F. Forre un papel de hornear con papel pergamino.
2. Ponga la mantequilla de almendras y el almíbar en un recipiente.
3. Añadir en escamas de quinua.Mezclar. Vierta la mezcla en el molde para hornear.
4. Hornee en el horno durante 15 minutos, asegurándose de revolver cada 6 minutos.
5. Retire el cereal del horno y deje que se enfríe a temperatura ambiente.

6. Para servir, coloque porciones iguales de cereal en los tazones y vierta una taza de leche de almendras.

SOPA DE VEGETALES Y FRIJOLES ALCALINA

Ingredientes:

- 1-2 ramitas de romero
- 4 cucharadas de aceite de oliva
- 1 litro de caldo de verdura libre de levadura (orgánico si es posible)
- 1 lata de frijoles blancos pre-cocidos
- 1 cebolla roja
- Sal marina celta o sal del Himalaya
- Pimienta negra recién molida
- 250 gramos de vegetales verdes (una selección de repollo verde, espinaca y Rúcula funcional realmente bien)
- 1 zanahoria
- 1 vara de apio
- 2-3 dientes de ajo

- 60 gramos de pan germinado del día anterior

Direcciones:

1. Lava los vegetales verdes y córtalos. Pela la zanahoria, lava la vara de apio y corta ambos en tiras y luego en pequeños cubos. Pela los dientes de ajo y córtalos en pedazos muy finos. Corta el pan germinado en partes con formas de cubo. Lava las ramitas de romero, quítales las agujas y córtalas en pedazos pequeños
2. Calienta gentilmente 1 cucharada de aceite en una cacerola grande.
3. Agrega la zanahoria, el apio y el ajo y fríelos muy brevemente en el aceite.
4. Revuelve el resto de los vegetales juntos con el romero
5. Agrega el pan y el caldo y deja que caliente. Reduce el fuego a media medida y cobre la cacerola con una tapa.

6. Cocina los vegetales por alrededor de 15 minutos hasta que empiecen a ablandarse.
7. Drena los frijoles enlatados en un colador y deja que el agua corra a través de ellos hasta que toda el agua haya sido drenada fuera de ellos.
8. Agrega los frijoles a la sopa y déjalos cocinar alrededor de 25 minutos mientras lo revuelves ocasionalmente.
9. La idea es que la sope se espese.
10. Prueba la sopa sazónala al gusto con sal y pimienta
11. Aquí tienes dos opciones: puedes dejar la sopa a que se enfríe y gentilmente recalentar como lo hacen los italianos o pelar las cebollas justo después de cocinarla y cortarla en tiras muy finas.
12. Pon las tiras de cebollas in un pequeño plato y pon la cacerola de sopa directamente en la mesa.

13. Toma tanta Ribollita como quieras rocía sobre las tiras de cebolla y pon encima unas gotas de aceite de oliva.
14. ¡Buon appetito!

Patatas Fritas De Col Hechas En Casa

Ingredientes:

- 1 pizca de sal
- 1 pizca de pimienta negra
- 1 cucharadita de curry en polvo
- Hojas de dos cabezas de col
- 2 cucharadas de aceite de oliva

Direcciones:

1. Precaliente el horno a 150 grados centígrados.
2. Remojar las hojas de col en aceite de oliva y untarlas en la bandeja de horno.
3. Espolvorear con especias.
4. Hornee durante 20 minutos a cada lado, luego dé la vuelta.
5. Deje enfriar las patatas fritas de repollo preparadas.
6. Disfruta.
7. Opcional: Servir con Salsadip.

Mango Salsa

Ingredientes:

- 1 taza de tomates cherry cortados por la mitad
- 1 chile jalapeño sin semillas y picado
- 1 cucharada de cilantro fresco picado
- Sal marina al gusto
- 1 aguacate, pelado, sin semilla y cortado en cubos
- 2 cucharadas de jugo de lima fresco
- 1 mango, pelado, sin semilla y cortado en cubos

Direcciones:

1. En un tazón grande, agrega el aguacate y el jugo de lima y mezcla bien.
2. Agrega los Ingredientes: restantes y revuelve para combinar. Sirve inmediatamente.

Ensalada De Quinoa Tailandesa

Ingredientes:

Para El Aderezo:

- 1 fecha marcada
- 1 cucharada de semillas de sésamo
- 1 cucharadita de jugo de limón
- 2 cucharaditas de tamaris
- 1 cucharadita de ajo picado
- 3 cucharaditas de vinagre de manzana
- ½ cucharadita de sal marina
- ¼ taza de tahini (mantequilla de sésamo)
- ½ cucharadita de aceite de sésamo tostado

Para Ensalada:

- 1 taza de quinoa al vapor
- 1 tomate en rodajas
- 1 puñado de rúcula

- ¼ de cebolla roja cortada en cubitos

Direcciones:

1. En una licuadora, agrega lo siguiente: 2 cucharadas + ¼ de taza de agua, luego los Ingredientes: restantes. Mezcla bien.
2. Cocina 1 taza de quinoa en una olla arrocera o al vapor, luego deja que se enfríe.
3. Mezcla la rúcula, la quinoa, la cebolla roja y los tomates en una ensaladera, agrega el aderezo tailandés y mezcla hasta que la ensalada esté completamente cubierta. Disfruta.

Col Rizada Con Ensalada De Quinoa Servida Con Aderezo De Vinagreta De Limón

Ingredientes:

- 3 cucharadas de jugo de limón recién exprimido
- ¼ taza de aceite de olive
- 1/4 taza de vinagre de sidra de manzana
- Ralladura de limón
- ½ taza de almendras rebanadas
- ½ taza de semillas de arilos de Granada
- ½ taza de semillas de quinoa cocinadas (hervidas)
- 4 tazas de col rizada

Direcciones:

1. Para preparar el aderezo, mezcle el vinagre de sidra de manzana, el aceite de oliva, el jugo de

limón y la ralladura de limón en un tazón pequeño y déjelos a un lado.

2. Prepare la ensalada colocando la col rizada en un tazón grande y cubra con quinoa, aguacate, almendras y semillas de granada.
3. Mezcle la ensalada. ¡Sirva y disfrute!

Ensalada De Rúcula, Berros Y Menta:

Ingredientes:

- ½ ramo de menta (fresca)
- 2 cucharadas de jugo de limón (fresco)
- Pimienta (molida)
- Sal del Himalaya
- 100g de rúcula
- 100g de berro
- 100g de garbanzos

Direcciones:

1. Lava las hojas completamente y sécalas.
2. Colócalas dentro del tazón. Arrójalas en los garbanzos.
3. Esparce menta por encima y agrega aderezo de sal y pimienta.
4. ¡Disfruta!

Ensalada De Pollo Con Almendras

Ingredientes:

- 1 taza de mayonesa
- 1 taza de almendras saladas
- 1 cucharadita de sal
- 1 paquete de queso crema
- 2 cucharaditas de curry en polvo
- 6 tazas de pollo, cocinado

Direcciones:

1. Mezclar el queso crema, la sal y el curry en polvo en un recipiente.
2. Batir los Ingredientes: hasta que el queso esté completamente cubierto por el curry, y luego mezclar la piña, los arándanos y el pollo.

3. Transfiera la mezcla a un molde redondo cubierto de plástico y congele durante la noche.
4. Al día siguiente, retire la cubierta de plástico e invierta el molde para pasteles en un plato.
5. Mezcle la cremosa ensalada de pollo y decore con almendras picadas y arándanos.
6. Servir en un plato.

Combinaciones De Zanahorias Y Papas

Ingredientes:

- 1 batata, cortada en tiras gruesas
- 1 taza de caldo de verduras
- 1 cucharada de aceite de oliva
- 1/8 taza de cacahuetes tostados con ajo, triturados, para decorar
- Pizca de sal marina
- Pizca de pimienta blanca
- 2 dientes de ajo, picados
- 1 chalote, en juliana
- 1 zanahoria, cortada en tacos k fósforos
- 1 papa, cortada en tiras gruesas

Direcciones:

1. Verter en el wok a fuego medio. Agregue y saltee el ajo y el chalote hasta que esté suave y aromático.
2. A excepción del caldo de verduras, agregue los Ingredientes: restantes.
3. Sofríe hasta que la mayoría de las cerillas estén ligeramente chamuscadas y doradas. Vierta en caldo de verduras.
4. Revuelva suavemente. Pu t tapa en.
5. Baje el calor a la configuración más baja.
6. Cocine hasta que las batatas estén tiernas, unos 20 minutos. Apagar el calor
7. Gusto; ajustar el condimento si es necesario. Servir caliente con un rociado de Crujientes, cacahuetes tostados.

Sopa Tom Yum Alcalina

Ingredientes:

- 2 dientes de ajo
- 2 tomates picados en cuatro partes
- Un puñado de cilantro
- Amino liquido Braggs o salsa de soya (Bragg es mas alcalino)
- 600 ml de caldo de vegetales
- 1 rama de hierva de limón
- 1-2 chiles rojos
- ½ cebolla marrón cortada en pedazos grandes
- Una cantidad pequeña, dos tiras de malanga
- Una cantidad similar de jengibre fresco
- 2 hojas de lima Keffir

Direcciones:

1. Primero, prepara todos los sabores.

2. Corte algunas tiras finas de jengibre y galanla, corta el tallo del chile y aplástalo con la parte plana del cuchillo (no necesitas cortarlo), corta el limón de hierva en pedazos de 1.5 pulgadas y aplástalos.
3. Aplasta el ajo y rasga las horas de lima en dos.
4. A este punto ya debes sentir los diferente olores
5. Ahora agrega todas esas piezas llenas de sabor en una cacerola y viérteles el caldo y la cebolla. Una vez que empiece a hervir agrégale el tofu. 2 minutos después agrégale el tomate y un minuto después añádele el cilantro y brotes de frijoles si así lo quieres, luego remueve del fuego y sirve inmediatamente
6. La sopa debería estar caliente y deliciosa.
7. Si la quieres más dulce y estas más que feliz de que sea menos del 100% alcalina, puedes agregarle una pizca de azúcar morena.

8. Sazónalo con sal y pimienta.
9. Personalmente, me encanta sin azúcar, pero el azúcar ayuda a reducir el impacto del chile.

Zumo De Toronja Y Pomelo

Ingredientes:

- 1 remolacha
- 1 cucharadita de canela en polvo
- 1 cucharadita de jengibre
- Unas pocas hojas de menta
- 1 cucharada de semillas de chía
- 150 gr. de espinaca
- 1 Toronja
- 1 zanahoria
- 2 barritas de apio

Direcciones:

1. Lave y corte bien todos los Ingredientes: .
2. Mezclar los jugos y mezclar todo bien.
3. Finalmente, agregar las semillas de chía y las hojas de menta (garnizada). Disfruta.

Gazpacho De Aguacate

Ingredientes:

- 2 cucharadas de jugo de limón fresco
- 1 cucharadita de comino molido
- ¼ cucharadita de pimienta de cayena
- Sal marina al gusto
- 3 aguacates grandes, pelados, sin semillas y picados
- 1/3 taza de hojas frescas de cilantro
- 3 tazas de caldo de verduras casero

Direcciones:

1. Agrega todos los Ingredientes: en una licuadora de alta velocidad y licúa hasta que esté suave.
2. Transfiere la sopa a un tazón grande.
3. Cubre el tazón y refrigera durante al menos 2-3 horas antes de servir.

Ensalada Vegetariana

Ingredientes:

- 2 huevos duros en rodajas
- 1 cucharadita de perejil
- 1/2 cucharadita de cebolla en polvo
- 1/2 cucharadita de ajo en polvo
- 2 cucharadas de mayonesa
- 2 cucharadas de crema agria
- 1 cucharada de mostaza de Dijon
- 1 taza de pepino cortado en cubitos
- 1/2 taza de tomates cortados en cubitos
- 3 tazas de lechuga
- 2 tazas de queso suizo en cubos

Direcciones:

1. Mezclar la mayonesa, la crema agria, la cebolla en polvo, el ajo en polvo, el perejil,

tomates cherry y pepino hasta que estén bien mezclados (este será nuestro aderezo).

2. Mezclar la salsa con el huevo en rodajas, los cubitos de queso y la lechuga romana.
3. Agregue una cucharada de mostaza de Dijon.
4. ¡Disfrute de su comida!

Desayuno Guerrero Chía

Ingredientes:

- ½ cucharadita de vainilla
- ¼ taza de almendras picadas
- 1 cucharada de copos de coco
- 1 taza de leche de almendra o coco
- 4 cucharadas de semillas de chía
- ½ cucharadita de canela

Direcciones:

1. Durante la noche, mezcla la leche y las semillas de chía en un frasco.
2. Agrega las almendras picadas, la vainilla y la canela.
3. Cubre bien con una tapa y agita la mezcla hasta que esté combinada.
4. Refrigera durante la noche. Por la mañana, vierte la mezcla en dos tazones.

5. Decora con hojuelas de coco o frutas frescas.

Faláfel Alcalino Crudo

Hummus Cremoso De Aguacate

Ingredientes:

- 2 aguacates (hass orgánico)
- 1 cucharada de aceite de oliva (extra virgen)
- El jugo de 1 limón (fresco)
- 1 lata de frijoles blancos (bien enjuagados y escurridos)
- ½ cucharadita de sal (sal real de Redmond, del Himalaya o gris celta)
- ¼ cucharadita de pimienta

Direcciones:

1. Licúa todos los Ingredientes: en una licuadora para crear una mezcla uniforme.
2. Sirve la mezcla con apio, pimiento rojo o zanahorias crudas.
3. ¡Disfruta!

Ensalada De Verduras Y Patatas Con Aderezo De Vinagreta

Ingredientes:

- 2 tazas de queso cheddar
- ½ taza de queso azul
- 12 cebollas verdes pequeñas
- Pizca de sal
- Pizca de pimienta
- 1 aderezo de aceite de oliva y vinagre
- 6 tazas de mezcla de ensalada de verduras
- 3 libras de papas
- 2 aguacates
- 6 rebanadas de tocino

Direcciones:

1. En una olla de fondo profundo, agregue sal al agua hirviendo.

2. Coloque las papas y cocine por 30 minutos.
3. Una vez que las papas estén lo suficientemente tiernas, retire la piel, cúbralas con sal antes de cortarlas en cubos.
4. Vierta 1 taza de aderezo de aceite de oliva y vinagre sobre las papas y deje enfriar por 2 horas.
5. Después de 2 horas, prepare un plato y agregue las papas, las cebollas verdes, las verduras mixtas, el tocino cocido, el queso azul desmenuzado y las rodajas de aguacate.
6. Adorne con pimienta, queso cheddar, tocino y queso azul. Servir.

Pasta Con Forma De Concha En Ensalada De Piñones

Ingredientes:

- 1/3 taza de vinagre
- 1 cucharadita de pimienta
- 1 taza de albahaca fresca
- 1 cucharada de azúcar
- 3/4 taza de aceite de oliva
- 1/2 cucharadita de sal
- 1 paquete de pasta con forma de Concha
- 1 diente de ajo
- 1 paquete de queso parmesano
- 1 cucharadita de mostaza
- 1/2 taza de piñones

Direcciones:

1. En una olla mediana, agregue agua y sal para cocinar las pasta con forma de concha durante unos 5 minutos hasta que estén "al dente".
2. Para preparar el aderezo, mezcle la sal, el vinagre, el azúcar, el aceite y la pimienta en un tazón mediano.
3. Una vez que la pasta esté cocida, agregue el aderezo de vinagreta y agregue la albahaca, los piñones y el queso.
4. En un plato, agregue las verduras mixtas y los tomates amarillos.
5. Mezcle todos los Ingredientes: y cúbralos con queso parmesano rallado.
6. Servir con vinagreta.

Crostini Con Crema De Tomate

Ingredientes:

- 1 tomate verde, picado
- 1 tomate rojo, picado
- 1 hoja fresca de orégano, cortada en juliana.
- Pizca de sal marina
- Pizca de pimienta blanca
- Polvo de cayena, opcional
- 2 rebanadas de pan grueso
- 2 dientes de ajo, pelados
- 1/2 cucharadita de aceite de oliva
- Propagación de tomate

Direcciones:

1. Precaliente el ov en tostador.
2. Frote los dientes de ajo a ambos lados del pan tostado.

3. Mezclar los Ingredientes: de tomate en un tazón pequeño.
4. Gusto; ajustar el condimento si es necesario. Unte sobre rebanadas de pan.
5. Coloque crostini en el horno tostador para calentar a través. Retírelo del calor.
6. Rociar en aceite de oliva justo antes de servir.

Chips De Linaza

Ingredientes:

- ½ taza de harina de almendra
- 2 cucharaditas de agua
- 2 cucharaditas de aceite de oliva
- Pizca de sal marina
- ½ taza de harina de linaza
- 1 huevo grande
- 1 cucharadita de cebolla en polvo
- 2 cucharaditas de aceite de coco

Direcciones:

1. Ponga la harina de almendras y la linaza en un bol y mezcle. Añadir el huevo y mezclar bien.
2. Vierta el agua y el aceite de oliva en la mezcla y sazone con sal y cebolla en polvo.
3. Mezclar los Ingredientes: hasta obtener una consistencia pastosa.

4. Coloque la masa entre dos hojas de papel encerado y use un alfiler enrollador para aplanarla hasta que tenga un grosor similar al de una galleta.
5. Cortar la masa aplanada en 20 porciones iguales.
6. Caliente el aceite de coco en una sartén a fuego medio-alto.
7. Freír las patatas fritas en la sartén durante 3 minutos por lado.
8. Haga esto en 4 lotes. Coloque las papas fritas en una rejilla de alambre para drenar y enfriar completamente.

Sopa Alcalina De Tomate Y Aguacate

Ingredientes:

- 1 taza de caldo de verdura suiza
- ¼ cucharada pequeña de semilla de eneldo
- Una pizca de mienta de chile
- Sal del Himalaya y pimienta negra molida al gusto
- 5 tomates maduros y grandes (preferiblemente de árbol)
- 1 aguacate maduro
- 1 cebolla de primavera
- ¼ taza de almendras molidas (molidas por ti mismo, no en paquetes)

Direcciones:

1. Lava y drena los vegetales. Pela las zanahorias y córtalas en rebanadas. Corta el cebollín en

varas gruesas. Ceca las hojas de espinacas y déjalas reposar en un plato llano

2. Coloca el aceite de oliva en un plato amplio aprueba de horno a fuego lento. Añade las zanahorias y pimientos, y sazona con pimienta y sal al gusto.
3. Cubre el plato y cocina gentilmente por alrededor de 30 minutos o hasta que los vegetales estén tiernos
4. Revuelve el calabacín y cubre de nuevo y cocina por alrededor de 10 minutos. El calabacín debería ser tierno pero aun tener su color
5. Para servir coloca la ensalada aún caliente con sus jugos sobre las hojas de espinacas

Sopa De Tortilla

Ingredientes:

- 1 tomate
- ½ puñado de cilantro
- 2 puñados grandes de espinaca
- 2 dientes de ajo
- 1 lima
- 1 maíz en la mazorca (alrededor de 4 pulgadas)
- 1 chile/jalapeño a tu gusto
- 500 ml de agua (alcalina)
- 2 cucharadas pequeñas de caldo de verdura o un cubo de caldo de vegetal libre de levadura
- 1 un aguacate maduro
- ½ pimiento rojo

- Una pizca de pimienta negra y de sal del Himalaya (o de sal del mar celta)
- Un envoltorio de tortilla germinado

Direcciones:

1. Corta tu tortilla en rebanadas de 1 cm de ancho por 5 cm de largo y tuéstalo en la parrilla
2. Hierve el agua alcalina en una sartén grande y disuelve el cubo de caldo de vegetales para hacer un caldo de verdura
3. Corta los pimientos y tomates y rasga el cilantro
4. Pela y pica el aguacate
5. Rebana el ajo
6. Rebana el chile o jalapeño a tu gusto
7. Lava y corta la espinaca y seca con una toalla de té
8. Ahora finalmente prepara el maíz rebanando los granos de la mazorca con un cuchillo afilado

9. Pon todo en el caldo y cocina

Batido De Melocotón Dulce

Ingredientes:

- 2 cucharadas de semillas de cáñamo
- 1 cucharadita de jengibre
- Zumo de dos limones
- 2 melocotones pelados y pelados
- 250 ml de leche de almendras
- 8 cubitos de hielo

Direcciones:

1. Vierta el melocotón, la leche de almendras y el limón en la batidora. Mezclando.
2. Añadir el resto de los Ingredientes: .
3. Servir y disfrutar.

Patatas Dulces Con Mostaza Dijon

Ingredientes:

- 100 ml de nata agria, vegetariana
- 1 cucharada de mostaza
- 1 pizca de sal
- 1 pizca de pimienta
- Un poco de agua
- 2 cucharadas de aceite de oliva
- 500 g de patatas, peladas y cortadas en cubitos
- 1 cebolla picada
- 2 cucharadas de alcaparras

Direcciones:

1. Caliente el aceite de oliva en una sartén. Añadir las patatas y la cebolla.

2. Añada un poco de agua y sofría hasta que las patatas estén blandas. Revuelva una y otra vez.
3. Mezcle los Ingredientes: restantes en un recipiente. Añada la crema agria encima.
4. Servir las patatas preparadas y la mezcla del cuenco en un plato y disfrutar.
5. Opcional: Sirva la ensalada.

Garbanzos Asados

Ingredientes:

- ½ cucharadita de paprika ahumada
- ½ cucharadita de orégano seco triturado
- Sal al gusto
- 1 cucharada de aceite de oliva
- 4 tazas de garbanzos cocidos
- ¼ cucharadita de comino molido
- 2 dientes de ajo picados

Direcciones:

1. Precalienta el horno a 400 ºF. Engrasa una bandeja para hornear grande.
2. Coloca los garbanzos en la bandeja para hornear preparada en una sola capa.
3. Asa por unos 30 minutos, revolviendo los garbanzos cada 10 minutos.

4. Mientras tanto, en un tazón pequeño, mezcla el ajo, el tomillo y las especias.
5. Retira la bandeja para hornear del horno.
6. Vierte la mezcla de ajo y el aceite sobre los garbanzos y revuelve para cubrir bien.
7. Asa por unos 10-15 minutos más.
8. Ahora, apaga el horno pero deja la bandeja para hornear adentro por unos 10 minutos antes de servir.

Chips De Plátano

Ingredientes:

- 2 plátanos grandes, pelados y cortados en rodajas gruesas de ¼ de pulgada

Direcciones:

1. Prepara el horno a 250 ºF. Forra una bandeja para hornear grande con papel de hornear.
2. Coloca las rodajas de plátano en la bandeja para hornear preparada en una sola capa.
3. Hornea por aproximadamente 1 hora.

Tortilla Suprema

Ingredientes:

- 1 taza de champiñones en rodajas
- 1/2 taza de pimientos rojos cortados en cubitos
- 1/2 taza de cebollas picadas
- 2 cucharaditas de perejil picado
- Sal kosher y pimienta negra molida al gusto
- 4 huevos
- 1 taza de espinaca fresca (picada)
- 1 cucharadita de ajo en polvo
- 1 cucharada de aceite de oliva virgen extra

Direcciones:

1. Rompe los huevos en un bol, usa un batidor para batir las yemas con las claras.

2. Agrega las espinacas, el ajo en polvo, la sal y la pimienta al gusto. Usa el batidor para mezclar todos los Ingredientes: y reserva.
3. Calentar el aceite de oliva virgen extra en una sartén a fuego medio-alto.
4. Agrega los champiñones, los pimientos rojos y la cebolla y sofríe durante 4 minutos.
5. En este punto, agregue la mezcla obtenida en el paso 2 a la sartén y cocine por otros 4 minutos (2 minutos por lado).
6. Sirva adornado con perejil fresco picado.
7. ¡Disfrute de su comida!

Pimientos Rellenos De Huevo

Ingredientes:

- 1/4 taza de cebolla morada picada
- 2 jalapeños
- 3 cucharadas de jugo de lima
- 1 cucharada de pimentón ahumado en polvo
- 1 diente de ajo
- 1 cucharadita de semillas de comino molidas
- 1 cucharadita de orégano seco
- Una pizca de sal del Himalaya
- 6 huevos
- 3 pimientos (rojos o amarillos cortados por la mitad)
- 2 aguacates Hass medianos (pelados, sin hueso y cortados por la mitad)

- 1 taza de tomates (pelados y cortados en cubitos)
- 1/4 taza de cilantro recién picado

Direcciones:

1. Precalienta el horno a 190 ° C y cubre una bandeja para hornear con papel pergamino.
2. Coge un bol, rompe los huevos y batirlos añadiendo sal y pimienta.
3. Después de limpiarlos, corte los jalapeños en trozos.
4. Agregue el aguacate al bol para huevos, junto con 2 cucharadas de jugo de limón, tomate, jalapeños, cebolla morada, sal y las especias restantes (excepto el cilantro).
5. Mezcle todo con un machacador de papas o un tenedor hasta que el contenido esté completamente mezclado.
6. Rellena la mitad del pimiento con la mezcla obtenida en el paso anterior.

7. Transfiera las 6 mitades rellenas de pimiento a la sartén y cocine por 30 minutos.
8. Una vez fuera del horno, decora los pimientos con el resto del jugo de lima y cilantro.

   ¡Disfrute de su comida!

Aderezo De Sésamo Asiático Y Fideos

Ingredientes:

Para El Aderezo:

- ½ cucharadita de néctar de coco líquido
- ½ cucharadita de jugo de limón
- 1 diente de ajo picado
- 2 cucharaditas de tamaris
- 2 cucharadas de tahini (mantequilla de sésamo)

Para La Ensalada De Fideos:

- 1 calabacín en espiral (fideos) o un paquete de fideos de algas marinas
- 1 cebolleta picada
- 1 cucharada de semillas de sésamo crudas
- Opcional: pimiento rojo en rodajas/zanahoria

Direcciones:

1. En una ensaladera, mezcla todos los Ingredientes: del aderezo y mezcla bien con una cuchara. Prepara los fideos de calabacín con un espiralizador o pon fideos de algas marinas en agua tibia durante unos minutos para que se lave el líquido con el que están empaquetados. Mezcla el aderezo en los fideos y revuelve bien. Espolvorea con semillas de sésamo encima y sírvelo.
2. Ahí tienes. ¡Ahora estás en el camino correcto para vivir a la manera Keto Vegan!
3. ¡Prepárate para sentirte bien, tener la energía que nunca antes tuviste ¡y lograr los resultados de pérdida de peso que siempre deseaste! Gracias por tomarte el tiempo de leer mi libro y está atento pues vendrán más libros sobre el veganismo en el futuro.
4. Si te gustó mi libro y se lo recomendarías a cualquiera, estaría muy agradecido si puedes

dejar una breve reseña en Amazon. Tus comentarios son muy importantes para mí y aprovecharé la oportunidad para descubrir cómo mejorar este libro aún más. ¡Gracias de nuevo por tu apoyo!

CPSIA information can be obtained
at www.ICGtesting.com
Printed in the USA
LVHW012112291122
734192LV00014B/629

9 781990 120879